景岳全书系列之二

脉神章

明·张景岳 著

U0206389

中国健康传媒集团
中国医药科技出版社

内容提要

本书为《景岳全书》卷四至卷六，全书择诸家脉法精髓，以测病情。本书分为《内经》脉义、通一子脉义、《难经》脉义、仲景脉义、滑氏脉义、另附诸家脉义等，其中诊脉之法与脉象主病多有结合临床的论述。适合中医理论研究者、中医从业者及中医爱好者参考学习。

图书在版编目（CIP）数据

脉神章／（明）张景岳著.—北京：中国医药科技出版社，2017.9（2024.11重印）

（景岳全书系列）

ISBN 978-7-5067-9495-4

Ⅰ.①脉… Ⅱ.①张… Ⅲ.①脉学—中国—明代 Ⅳ.①R241.1

中国版本图书馆 CIP 数据核字（2017）第 197590 号

美术编辑　陈君杞
版式设计　南博文化

出版　**中国健康传媒集团**｜中国医药科技出版社
地址　北京市海淀区文慧园北路甲 22 号
邮编　100082
电话　发行：010-62227427　邮购：010-62236938
网址　www.cmstp.com
规格　880×1230mm $\frac{1}{32}$
印张　$2\frac{7}{8}$
字数　41 千字
版次　2017 年 9 月第 1 版
印次　2024 年 11 月第 3 次印刷
印刷　河北环京美印刷有限公司
经销　全国各地新华书店
书号　ISBN 978-7-5067-9495-4
定价　**10.00 元**

获取新书信息、投稿、为图书纠错，请扫码联系我们。

出版者的话

　　《景岳全书》为明代著名医家张景岳所著，成书于1640年，共64卷。本次整理为了便于读者检阅，特将全书分为9个分册，原卷一至卷六合为《传忠录》，论阴阳六气；卷四至卷六合为《脉神章》，论诸家脉法精要；卷七与卷八合为《伤寒典》，论四时外感证治；卷九至卷三十七合为《杂证谟》，详论杂证；卷三十八至三十九合为《妇人规》，论女子经带孕胎产之病；卷四十至四十五合为《小儿则》，论述小儿常见病及痘疹之病的证治；卷四十六至四十七合为《外科钤》，论述外科病的治则、治法与方药；卷四十八至四十九《本草正》，载常用药300种，详述其性味、功效、禁忌等；卷五十至卷六十四合为《八阵方》，依次为新方八阵、古方八阵、妇人方、小儿方、痘疹方及外科方。

　　张景岳（1563～1640），字会卿，名介宾，别号通一子，明代著名医家。因其善用熟地，又被称为"张熟地"，其为古代中医温补学派的代表人物，被称为"医中杰士""仲景之后，千古一人"。著有《类经》《类经附翼》《景岳全书》《质疑录》等书。

本次整理，以岳峙楼本为底本，以四库本为校本。若底本与校本有文字互异处，则择善而从。具体原则如下。

1. 全书加用标点符号，采用简体横排。底本中繁体字、异体字径改为简化字，古字以今字律齐，方位词右、左改为上、下。

2. 凡底本、校本中明显的错字、讹字、避讳字，或笔画略有舛误，经核实无误后予以径改，不再出注。

3. 凡底本、校本不一致的情况，据文义酌情理校。

4. 书中中医专用名词规范为目前通用名称。如"龟板"改为"龟甲"，"杏人"改为"杏仁"，"栝楼"改为"瓜蒌"等。

5. 凡入药成分涉及国家禁猎和保护动物的（如犀角、虎骨等），为保持古籍原貌，原则上不改。但在临床运用时，应使用相关的代用品。

恐书中难免有疏漏之处，敬祈同仁惠予教正，是为至盼。

中国医药科技出版社

2017 年 7 月

序　一

　　人情莫不欲寿，恒讳疾而忌医，孰知延寿之方，非药石不为功；得病之由，多半服食不审，致庸医之误人，曰药之不如其勿药，是由因噎废食也。原夫天地生物，以好生为心，草木、金石、飞潜、溲渤之类，皆可已病，听其人之自取。古之圣人，又以天地之心为己心，著为《素问》《难经》，定为君臣佐使方旨，待其人善用之。用之善，出为良医，药石方旨，惟吾所使，寿夭荣谢之数，自我操之，如执左券，皆稽古之力也。庸医反是，执古方，泥古法，罔然不知病所自起，为表、为里，为虚、为实，一旦杀人，不知自反，反归咎于食忌，洗其耻于方册，此不善学者之过也。故曰：肱三折而成良医，言有所试也。不三世不服其药，言有所受之也。假试之知而不行，受之传而不习，己先病矣，己之不暇，何暇于已人之

1

病？是无怪乎忌医者之纷纷也。

越人张景岳，豪杰士也。先世以军功起家，食禄千户，世袭指挥使。结发读书，不咕咕章句。初学万人敌，得鱼腹八阵不传之秘，仗策游侠，往来燕冀间，慨然有封狼胥、勒燕然之想，榆林、碣石、凤城、鸭江，足迹几遍。投笔弃缥，绝塞失其天险；谈兵说剑，壮士逊其颜色。所遇数奇，未尝浼首求合也。由是落落难偶，浩歌归里，肆力于轩岐之学，以养其亲。遇有危证，世医拱手，得其一匕，矍然起矣。常出其平生之技，著为医学全书，凡六十有四卷。语其徒曰：医之用药，犹用兵也。治病如治寇攘，知寇所在，精兵攻之，兵不血刃矣。故所著书，仿佛八阵遗意。古方，经也；新方，权也。经权互用，天下无难事矣。书既成，限于赀，未及流传而殁，遗草属诸外孙林君日蔚。蔚载与南游，初见赏于方伯鲁公，捐赀付梓。板成北去，得其书者，视为肘后之珍，世罕见之。余生平颇好稽古，犹专意于养生家言，是书诚养生之秘笈也。惜其流传不广，出俸翻刻，公诸宇内。善读其书者，庶免庸医误人之咎，讳疾忌医者，毋因噎而废食也可。

时康熙五十年岁次辛卯孟春两广运使瀛海贾棠题于羊城官舍之退思堂

序　二

　　我皇上御极五十年，惠政频施，仁风洋溢，民尽雍熙，物无夭札，故无借于《灵枢》《素问》之书，而后臻斯于寿域也。虽然，先文正公有言：不为良相，当为良医。乃知有圣君不可无良相，而良医之权又于良相等，医之一道，又岂可忽乎哉！自轩辕、岐伯而下，代有奇人，惟长沙张仲景为最著。厥后，或刘、或李、或朱，并能以良医名，然其得力处，不能不各循一己之见，犹儒者尊陆、尊朱，异同之论，纷纷莫一。

　　越人张景岳，盖医而良者也。天分既高，师古复细，是能融会百家，而贯通乎诸子者。名其书曰"全"，其自负亦可知矣。他不具论，观其逆数一篇，逆者得阳，顺者得阴，降以升为主，此开阴阳之秘，盖医而仙者也。世有以仙为医，而尚不得谓之良哉？

1

而或者曰：医，生道也；兵，杀机也。医以阵名，毋乃不伦乎？不知元气盛而外邪不能攻，亦犹壁垒固而侵劫不能犯也。况兵之虚实成败，其机在于俄顷；而医之寒热攻补，其差不容于毫发。孰谓医与兵之不相通哉？若将不得人，是以兵与敌也；医不得人，是以人试药也，此又景岳以"阵"名篇之微意也。

是书为谦庵鲁方伯任粤时所刻，纸贵五都，求者不易。转运使贾君，明于顺逆之道，精于升降之理，济世情殷，重登梨枣。余于庚寅孟冬，奉天子命，带星就道，未获观其告竣。阅两月，贾君以札见示，《景岳全书》重刻已成，命余作序。余虽不敏，然以先文正公良医良相之意广之，安知昔日之张君足为良医，而异日之贾君不为良相，以佐我皇上万寿无疆之历服耶？故为数语以弁卷首。

闽浙制使沈阳范时崇撰

2

序 三

　　天地之道，不过曰阴与阳，二气之相宣，而万物于以发育。人固一物耳，皆秉是气以生，赋以成形，不能无所疵疠，而况物情之相感，物欲之相攻，此疾疢之所由兴，往往至于夭札而莫之拯。有古圣人者起，为斯民忧，调健顺之所宜，酌刚柔之所济，分疏暑寒燥湿之治理，而著之为经，至今读《灵枢》《素问》诸篇，未尝不叹圣人之卫民生者远也。及览《汉史·方技传》，若仓公、扁鹊之流，多传其治疾之神奇而其方不著。洎仲景、立斋、丹溪、东垣辈出，多探其精微，勒为成书，以嬗后世及诸家踵接，各祖所传，同途异趋，且致抵牾，即有高识之士，览之茫无津涯，欲求其会归，卒未易得也。越人张景岳者，少负经世才，晚专于医，能决诸家之旨要，乃著集六十有四卷，以集斯道之大成。其甥林汝晖携之至岭外，

1

为鲁谦庵方伯所赏识，始为之梓行，凡言医之家，莫不奉为法守。后其板浸失，贾青南都运复刊之，寻挟以北归，其行未广。余族子礼南客粤，以其才鸣于时，而尚义强仁，有古烈士之概。慨是书之不广暨也，毅然倡其同志诸君，醵金以授梓人，锓板摹发。会余奉命典试，事竟，礼南从余游，出其书视余，请为弁首。余读其集分八阵，阵列诸科，科次以方，方征诸治，其义简，其法该，其功用正而神，是为百氏之正轨，而其究盈虚之理数，析顺逆之经权，则又与大《易》相参，而阴阳之道备是矣。学者苟得其体用，随宜而措施，则足以利济群黎，可无夭札之患。且今圣天子方臻仁寿，保合太和，至泽之涵濡，使天下咸登寿域。更得是书而广其术，行之四方，其于天地生物之心，圣人仁民之化，赞襄补益，厥用良多，而礼南诸君乐善之功，亦将与是集共传不朽。

癸巳科广东典试正主考翰林院编修查嗣瑮撰

2

全书纪略

先外祖张景岳公，名介宾，字会卿。先世居四川绵竹县，明初以军功世授绍兴卫指挥，卜室郡城会稽之东。生颖异，读书不屑章句，韬钤轩岐之学，尤所淹贯。壮岁游燕冀间，从戎幕府，出榆关，履碣石，经凤城，渡鸭绿，居数年无所就，亲益老，家益贫，翻然而归。功名壮志，消磨殆尽，尽弃所学而肆力于轩岐，探隐研神，医日进，名日彰，时人比之仲景、东垣云。苦志编辑《内经》，穷年缕析，汇成《类经》若干卷问世，世奉为金匮玉函者久矣。《全书》者，博采前人之精义，考验心得之玄微，以自成一家之书。首传忠录，统论阴阳六气、先贤可否，凡三卷；次脉神章，择诸家珍要精髓，以测病情，凡三卷；著伤寒为典，杂证为谟，妇人为规，小儿为则，痘疹为诠，外科为钤，凡四十一卷；采药味三百种，

1

人参、附子、熟地、大黄为药中四维，更推参、地为良相，黄、附为良将，凡二卷；创药方，分八阵，曰补，曰和，曰寒，曰热，曰固，曰因，曰攻，曰散，名新方八阵，凡二卷；集古方，分八阵，名古方八阵，凡八卷；别辑妇人、小儿、痘疹、外科方，总皆出入古方八阵以神其用，凡四卷，共六十四卷，名《景岳全书》。是书也，继往开来，功岂小补哉！以兵法部署方略者，古人用药如用兵也。或云：公生平善韬钤，不得遂其幼学壮行之志，而寓意于医，以发泄其五花八门之奇。余曰：此盖有天焉，特老其才，救世而接医统之精传，造物之意，夫岂其微欤？是编成于晚年，力不能梓，授先君，先君复授日蔚。余何人斯，而能继先人之遗志哉？岁庚辰，携走粤东，告方伯鲁公。公曰：此济世慈航也！天下之宝，当与天下共之。捐俸付剞劂，阅数月工竣。不肖得慰藉先人，以慰先外祖于九原，先外祖可不朽矣。

外孙林日蔚跋

2

目 录

《内经》 脉义

部　位 — 部位解见后章

脉要精微论曰：尺内两旁，则季胁也，尺外以候肾，尺里以候腹。中附上，左外以候肝，内以候膈；右外以候胃，内以候脾。上附上，右外以候肺，内以候胸中；左外以候心，内以候膻中。前以候前，后以候后。上竟上者，胸喉中事也；下竟下者，少腹腰股膝胫中事也。

脉　度 二

五十营篇曰：天周二十八宿，人经二十八脉，周身十六丈二尺，以应二十八宿。漏水下百刻以分昼夜。故人一呼，脉再动，气行三寸；一吸，脉亦再动，气行三寸；呼吸定息，气行六寸；十息，气行六尺；二百七十息，气行十六丈二尺，一周于身；五百四十息，气行再周于身；二千七百息，气行十周于身；一万三千五百息，气行五十周于身。水下百刻，日行二十八宿，漏水皆尽，脉终矣。故五十营备，得尽天地之寿，凡行八百一十丈也。

三部九候 三

三部九候论帝曰：愿闻天地之至数，合于人形血气，通决死生，为之奈何？岐伯曰：天地之至数，始于一，终于九焉。一者天，二者地，三者人，因而三之，三三为九，以应九野。故人有三部，部有三候，以决死生，以处百部，以调虚实，而除邪疾。帝曰：何谓三部？曰：有下部，有中部，有上部。部各有三候，三候者，有天，有地，有人也。上部天，两额之动脉；上部地，两颊之动脉；上部人，耳前之动脉。中部天，手太阴也；中部地，手阳明也；中部人，手少阴也。下部天，足厥阴也；下部地，足少阴也；下部人，足太阴也。故下部之候，天以候肝，地以候肾，人以候脾胃之气；中部之候，天以候肺，地以候胸中之气，人以候心；上部之候，天以候头角之气，地以候口齿之气，人以候耳目之气。帝曰：以候奈何？岐伯曰：必先度其形之肥瘦，以调其气之虚实，实则泻之，虚则补之。

按：寸口脉亦有三部九候。三部者，寸关尺也；

九候者，三部中各有浮中沉也。察三部可知病之高下，如寸为阳，为上部，主头项以至心胸之分也；关为阴阳之中，为中部，主脐腹胠胁之分也；尺为阴，为下部，主腰足胫股之分也。三部中各有三候，三而三之，是为九候。如浮主皮肤，候表及府；中主肌肉，以候胃气；沉主筋骨，候里及脏。此皆诊家之枢要，当与本篇互相求察也。

七 诊 四

三部九候论帝曰：何以知病之所在？岐伯曰：察九候独小者病，独大者病，独疾者病，独迟者病，独热者病，独寒者病，独陷下者病。

详此独字，即医中精一之义，诊家纲领，莫切于此。今见诸家言脉，悉以六部浮沉，凿分虚实，顾不知病本何在，既无独见，焉得确真？故宝命全形论曰：众脉不见，众凶弗闻，外内相得，无以形先。是诚察病之秘旨，必知此义，方可言诊。外有独论在后中卷，当参阅之。

六经脉体 五

平人气象论曰：太阳脉至，洪大以长。少阳脉至，乍疏乍数，乍短乍长；阳明脉至，浮大而短。

至真要大论曰：厥阴之至，其脉弦；少阴之至，其脉钩；太阴之至，其脉沉。少阳之至，大而浮；阳明之至，短而涩；太阳之至，大而长。

按：此二篇之论，盖前言阴阳之盛衰，后分六气之专主，辞若稍异，义实相符。详具《类经·脉色类第十四》篇，所当兼阅。

四时脉体 六

玉机真脏论岐伯曰：春脉如弦。春脉者，肝也，东方木也，万物之所以始生也，故其气来，软弱轻虚而滑，端直以长，故曰弦，反此者病。帝曰：何如而反？岐伯曰：其气来实而强，此谓太过，病在外；其气来不实而微，此谓不及，病在中。夏脉如钩。夏脉者，心也，南方火也，万物之所以盛长也，故其气来盛去衰，故曰钩，反此者病。何如而反？曰：其气来盛去亦盛，此谓太过，病在外；其气来不盛，去反盛，此谓不及，病在中。秋脉如浮。秋脉者，肺也，西方金也，万物之所以收成也，故其气来，轻虚以浮，来急去散，故曰浮，反此者病。何如而反？曰：其气来毛而中央坚，两旁虚，此谓太过，病在外；其气来毛而微，此谓不及，病在中。冬脉如营。冬脉者，肾也，北方水也，万物之所以合藏也，故其气来沉以搏，故曰营，反此者病。何如而反？曰：其气来如弹石者，此谓太过，病在外；其去如数者，此谓不及，病在中。帝曰：四时之序，脾脉独何主？岐伯曰：脾脉者土也，孤脏以灌四旁者也。帝曰：脾之善恶可得见乎？曰：善者不可得见，恶者可见。其来如水之流者，此谓太过，病在外；如鸟之喙者，此谓不及，病在中。

按：本篇中外二字，乃指邪正为言也。盖邪气来于外，元气见于中，邪气之来皆有余，故太过，则病在外；元气之伤惟不足，故不及，则病在中也。又凡脾家有病，必有形见，故恶者可见；若其无病，则阴行灌濡，五脏攸赖，而莫知其然，故善者不可得见，是即所谓胃气也。

玉机真脏论曰：所谓逆四时者，春得肺脉，夏得肾脉，秋得心脉，冬得脾脉，其至皆悬绝沉涩者，命曰逆四时。未有脏形于春夏而脉沉涩，秋冬而脉浮大，名曰逆四时也。

宣明五气篇曰：春得秋脉，夏得冬脉，长夏得春脉，秋得夏脉，冬得长夏脉，是谓五邪，皆同命，死不治。

胃　气 七　又胃气解见后章

玉机真脏论曰：脉弱以滑，是有胃气，命曰易治。终始篇曰：邪气来也紧而疾，谷气来也徐而和。

平人气象论曰：平人之常气禀于胃，胃者，平人之常气也。人无胃气曰逆，逆者死。春胃微弦曰平，弦多胃少曰肝病，但弦无胃曰死；胃而有毛曰秋病，毛甚曰今病，脏真散于肝，肝藏筋膜之气也。夏胃微钩曰平，钩多胃少曰心病，但钩无胃曰死；胃而有石曰冬病，石甚曰今病，脏真通于心，心藏血脉之气也。长夏胃微软弱曰平，弱多胃少曰脾病，但代无胃曰死；软弱有石曰冬病，弱甚曰今病，脏真濡于脾，脾藏肌肉之气也。秋胃微毛曰平，毛多胃少曰肺病，但毛无胃曰死；毛而有弦曰春病，弦甚曰今病，脏真高于肺，以行营卫阴阳也。冬胃微石曰平，石多胃少曰肾病，但石无胃曰死；石而有钩曰夏病，钩甚曰今病，脏真下于肾，肾藏骨髓之气也。胃之大络，名曰虚里，贯膈络肺，出于左乳下，其动应衣，脉宗气也。盛喘数绝者，则病在中；结而横，有积矣；绝不至曰死。乳之下，其动应衣，宗气泄也。

详代脉之义，本以更代为言，如宣明五气篇曰：脾脉代者，谓胃气随时而更，此四时之代也。根结篇曰：五十动而不一代者，谓五脏受气之盛衰，此至数之代也。本篇曰：但代无胃曰死者，谓代无真脏不死也。由此观之，则凡见忽大忽小、乍迟乍数、倏而更变不常者，均谓之代。自王叔和云：代脉来数中止，不能自还，脉代者死。自后以此相传，遂失代之真义。

平人气象论曰：人以水谷为本，故人绝水谷则死，脉无胃气亦死。所谓无胃气者，但得真脏脉，不得胃气也。所谓脉不得胃气者，肝不弦，肾不石也。

凡肝脉但弦，肾脉但石，名为真脏者，以其无胃气也。若肝当弦而不弦，肾当石而不石，总由谷气不至，亦以其无胃气也。此举肝肾而言，则五脏皆然。

六　变 八

　　邪气脏腑病形篇曰：诸急者多寒，缓者多热；大者多气少血，小者气血皆少；滑者阳气盛，微有热；涩者少血少气，微有寒。诸小者，阴阳形气俱不足，勿取以针，而调以甘药也。

　　按：本篇正文曰：涩者多血少气，微有寒。多血二字，乃传写之误也。观本篇下文曰：刺涩者，无令其血出。其为少血可知。仲景曰：涩者，营气不足，是亦少血之谓。

内外上下 九

　　脉要精微论曰：推而外之，内而不外，有心腹积也；推而内之，外而不内，身有热也；推而上之，上而不下，腰足清也；推而下之，下而不上，头项痛也。

脉　色 +

邪气脏腑病形篇曰：见其色，知其病，命曰明；按其脉，知其病，命曰神；问其病，知其处，命曰工。夫色脉与尺之相应也，如桴鼓影响之不得相失也，此亦本末根叶之出候也，根死则叶枯矣。故知一则为工，知二则为神，知三则神且明矣。色青者，其脉弦也；赤者，其脉钩也；黄者，其脉代也；白者其脉毛；黑者其脉石。见其色而不得其脉，反得其相胜之脉，则死矣；得其相生之脉，则病已矣。

人迎气口 +-

五色篇雷公曰：病之益甚，与其方衰如何？黄帝曰：外内皆在焉。切其脉口，滑小紧以沉者，病益甚，在中；人迎气大紧以浮者，其病益甚，在外。其脉口浮滑者，病日进；人迎沉而滑者，病日损。其脉口滑以沉者，病日进，在内；其人迎脉滑盛以浮者，其病日进，在外。人迎盛坚者，伤于寒；气口盛坚者，伤于食。

　　详人迎本足阳明之经脉，在结喉两傍；气口乃手太阴之经脉，在两手寸口。人迎为腑脉，所以候表；气口为脏脉，所以候里。故曰：气口独为五脏主。此《内经》之旨也，所以后世但诊气口，不诊人迎。盖以脉气流经，经气归于肺，而肺朝百脉，故寸口为脉之大会，可决死生，而凡在表在里之病，但于寸口诸部皆可察也。自王叔和误以左手为人迎，右手为气口，且云左以候表，右以候里，岂左无里而右无表乎？讹传至今，其误甚矣。详义见后十六卷劳倦内伤门，及《类经》藏象类第十一篇。

脉从病反 十二

　　至真要大论帝曰：脉从而病反者，其诊何如？岐伯曰：脉至而从，按之不鼓，诸阳皆然。帝曰：诸阴之反，其脉何如？曰：脉至而从，按之鼓甚而盛也。

　　脉至而从者，如阳证见阳脉，阴证见阴脉，是皆谓之从也。若阳证虽见阳脉，但按之不鼓，而指下无力，则脉虽浮大，便非真阳之候，不可误认为阳证，凡诸脉之似阳非阳者皆然也。或阴证虽见阴脉，但按之鼓甚而盛者，亦不得认为阴证。

搏坚软散 十三

脉要精微论曰：心脉搏坚而长，当病舌卷不能言；其软而散者，当消环自已。肺脉搏坚而长，色不青，当病坠若搏，因血在胁下，令人喘逆；其软而散，色泽者，当病溢饮。溢饮者，渴暴多饮，而易入肌皮肠胃之外也。胃脉搏坚而长，其色赤，当病折髀；其软而散者，当病食痹。脾脉搏坚而长，其色黄，当病少气；其软而散，色不泽者，当病足胻肿，若水状也。肾脉搏坚而长，其色黄而赤者，当病折腰；其软而散者，当病少血，至令不复也。帝曰：诊得心脉而急，此为何病？岐伯曰：病名心疝，心为牡脏，小肠为之使，故少腹当有形也。帝曰：诊得胃脉何如？曰：胃脉实则胀，虚则泄。

寸口诸脉 十四

平人气象论曰：寸口之脉中手短者，曰头痛；寸口脉中手长者，曰足胫痛；寸口脉中手促上击者，曰肩背痛；寸口脉沉而坚者，曰病在中；寸口脉浮而盛者，曰病在外；寸口脉沉而弱，曰寒热及疝瘕、少腹痛；寸口脉沉而横，曰胁下有积，腹中有横积痛；寸口脉沉而喘，曰寒热。脉盛滑坚者，病在外；脉小实而坚者，病在内。脉小弱以涩，谓之久病；脉滑浮而疾者，谓之新病。脉急者曰疝瘕少腹痛，脉滑曰风，脉涩曰痹。缓而滑曰热中；盛而紧曰胀。臂多青脉曰脱血。尺脉缓涩，谓之解㑊。安卧脉盛，谓之脱血。尺涩脉滑，谓之多汗；尺寒脉细，谓之后泄；脉尺粗常热者，谓之热中。

诸脉证 +五

脉要精微论曰：夫脉者，血之府也。长则气治，短则气病，数则烦心，大则病进，上盛则气高，下盛则气胀，代则气衰，细则气少，涩则心痛，浑浑革至如涌泉，病进而色弊，绵绵其去如弦绝者，死。粗大者，阴不足，阳有余，为热中也。来疾去徐，上实下虚，为厥颠疾；来徐去疾，上虚下实，为恶风也。故中恶风者，阳受气也。有脉俱沉细数者，少阴厥也。

沉细数散者，寒热也。浮而散者，为眴仆。诸浮不躁者，皆在阳，则为热；其有躁者在手。诸细而沉者，皆在阴，则为骨痛；其有静者在足。数动一代者，病在阳之脉也，泄及便脓血。涩者，阳气有余也；滑者，阴气有余也。阳气有余，为身热无汗；阴气有余，为多汗身寒；阴阳有余，则无汗而寒。按之至骨，脉气少者，腰脊痛而身有痹也。

阴阳别论曰：阴阳虚，肠澼死。阳加于阴谓之汗。阴虚阳搏谓之崩。

病治易难 十六

平人气象论曰：风热而脉静，泄而脱血脉实，病在中脉虚，病在外脉涩坚者，皆难治，命曰反四时也。

玉机真脏论曰：凡治病，察其形气色泽，脉之盛衰，病之新故，乃治之，无后其时。形气相得，谓之可治；色泽以浮，谓之易已；脉从四时，谓之可治；脉弱以滑，是有胃气，命曰易治；形气相失，谓之难治。色夭不泽，谓之难已；脉实以坚，谓之益甚；脉逆四时，为不可治。必察四难而明告之。病热脉静，泄而脉大，脱血而脉实，病在中脉实坚，病在外脉不实坚者，皆难治。

按：此二篇之义，如前篇言病在中脉虚者为难治，后篇言病在中脉实坚者为难治；前言病在外脉涩坚者为难治，后言病在外脉不实坚者为难治，前后若乎相反，何也，盖实邪在中者，脉不宜虚；虚邪在中者，脉不宜实也。阳邪在表者，宜滑而软，不宜涩而坚；外邪方盛者，宜实而大，不宜虚而小也。此中各有精义，或者以其为误，是不达耳。

真脏脉 十七

阴阳别论曰：脉有阴阳，知阳者知阴，知阴者知阳。凡阳有五，五五二十五阳。所谓阴者，真脏也，见则为败，败必死也；所谓阳者，胃脘之阳也。别于阳者，知病处也；别于阴者，知死生之期。

玉机真脏论曰：真肝脉至，中外坚，如循刀刃责责然，如按琴瑟弦，色青白不泽，毛折乃死；真心脉至，坚而搏，如循薏苡子累累然，色赤黑不泽，毛折乃死；真肺脉至，大而虚，如以毛羽中人肤，色白赤不泽，毛折乃死；真肾脉至，搏而绝，如指弹石辟辟然，色黑黄不泽，毛折乃死；真脾脉至，弱而乍数乍疏，色黄青不泽，毛折乃死。诸真脏脉见者，皆死不治也。黄帝问曰：见真脏者死，何也？岐伯曰：五脏者，皆禀气于胃，胃者，五脏之本也；脏气者，不能自致于手太阴，必因于胃气，乃至于手太阴也。故邪气胜者，精气衰也；病甚者，胃气不能与之俱至于手太阴，故真脏之气独见，独见者，病胜脏也，故曰死。

按：此胃气即人之阳气，阳气衰则胃气弱，阳气败则胃气绝矣，此即死生之大本也。所谓凡阳有五者，即五脏之阳也。凡五脏之气，必互相灌濡，故五脏之中，必各兼五气，此所谓二十五阳也。是可见无往而非阳气，亦无往而非胃气，无胃气即真脏独见也，故曰死。

关　格 +八

六节藏象论曰：人迎一盛，病在少阳，二盛病在太阳，三盛病在阳明，四盛已上为格阳；寸口一盛，病在厥阴，二盛病在少阴，三盛病在太阴，四盛已上为关阴；人迎与寸口俱盛四倍已上为关格，关格之脉赢，不能极于天地之精气则死矣。本篇脉症俱载《关格门》，当详察之。

孕　脉 十九

平人气象论曰：妇人手少阴脉动甚者，任子也。

阴阳别论曰：阴搏阳别，谓之有子。

腹中论帝曰：何以知怀子之且生也？岐伯曰：身有病而无邪脉也。本篇诸义，俱详《妇人门胎孕》条中。

乳子脉 二十

通评虚实论帝曰：乳子而病热，脉悬小者何如？岐伯曰：手足温则生，寒则死。帝曰：乳子中风热，喘鸣肩息者，脉何如？曰：喘鸣肩息者，脉实大也，缓则生，急则死。此条详义，俱载小儿本门。

通一子脉义

脉　神 一

　　脉者，血气之神，邪正之鉴也。有诸中必形诸外，故血气盛者脉必盛，血气衰者脉必衰，无病者脉必正，有病者脉必乖。矧人之疾病，无过表里寒热虚实，只此六字，业已尽之。然六者之中，又惟虚实二字为最要。盖凡以表证、里证、寒证、热证，无不皆有虚实，既能知表里寒热，而复能以虚实二字决之，则千病万病，可以一贯矣。且治病之法，无逾攻补；用攻用补，无逾虚实；欲察虚实，无逾脉息。虽脉有二十四名，主病各异，然一脉能兼诸病，一病亦能兼诸脉，其中隐微，大有玄秘，正以诸脉中亦皆有虚实之变耳。言脉至此，有神存矣。倘不知要而泛焉求迹，则毫厘千里，必多迷误，故余特表此义。有如洪涛巨浪中，则在乎牢执柁杆，而病值危难处，则在乎专辨虚实。虚实得真，则标本阴阳，万无一失。其或脉有疑似，又必兼证兼理，以察其孰客孰主，孰缓孰急。能知本末先后，是即神之至也矣。

部位解 二

左寸心部也，其候在心与心包络，得南方君火之气，脾土受生，肺金受制，其主神明清浊。

右寸肺部也，其候在肺与膻中，得西方燥金之气，肾水受生，肝木受制，其主情志善恶。

上二部，所谓上以候上也，故凡头面、咽喉、口齿、颈项、肩背之疾，皆候于此。

左关肝部也，其候在肝胆，得东方风木之气，心火受生，脾土受制，其主官禄贵贱。

右关脾部也，其候在脾胃，得中央湿土之气，肺金受生，肾水受制，其主财帛厚薄。

上二部居中，所以候中焦也，故凡于胁肋、腹背之疾，皆候于此。

左尺肾部也，其候在肾与膀胱、大肠，得北方寒水之气，肝木受生，心火受制，其主阴气之寿元。

右尺三焦部也，其候在肾与三焦、命门、小肠，得北方天一相火之气，脾土受生，肺金受制，其主阳气之寿元。

上二部，所谓下以候下也，故凡于腰腹、阴道及脚膝之病，皆候于此。按：本经曰：上竟上者，胸喉中事；下竟下者，少腹腰股膝胫中事。所以脉之形见上者候上，下者候下，此自然之理也。自王叔和云：心与小肠合于左寸，肺与大肠合于右寸，以至后人遂有左心小肠、右肺大肠之说，其谬甚矣。夫小肠、大肠皆下部之腑，自当应于两尺。然脉之两尺，左为水位，乃真阴之舍也；右为火位，乃元阳之本也。小肠属火，而火居火位，故当配于下之右；大肠属金，而金水相从，故当配于下之左，此亦其当然也。但二肠连胃，气本一贯，故在《内经》亦不言其定处，而但曰大肠、小肠皆属于胃，是又于胃气中，总可察二肠之气也。然凡在下焦脏腑，无不各具阴阳，若欲察下部之阳者，当总在右尺；察下部之阴者，当总在左尺，则尽其要矣。或问曰：何以右尺为阳而属火？曰：尺为蛇武之乡，而地之刚居西北，所以手足之右强于左，是即左阴右阳之义也。此篇尚有详论，俱载《类经》求正录中，所当参阅。

正脉十六部 三

浮、沉、迟、数、洪、微、滑、涩、弦、芤、紧、缓、结、伏、虚、实。

浮脉 举之有余，按之不足。浮脉为阳，凡洪大
芤革之属，皆其类也。为中气虚，为阴不足，为风，
为暑，为胀满，为不食，为表热，为喘急。浮大为伤
风，浮紧为伤寒，浮滑为宿食，浮缓为湿滞，浮芤为
失血，浮数为风热，浮洪为狂躁。虽曰浮为在表，然
真正风寒外感者，脉反不浮，但其紧数而略兼浮者，
便是表邪，其证必发热无汗，或身有酸疼，是其候
也。若浮而兼缓，则非表邪矣。大都浮而有力有神
者，为阳有余，阳有余则火必随之，或痰见于中，或
气壅于上，可类推也；若浮而无力空豁者，为阴不
足，阴不足则水亏之候，或血不营心，或精不化气，
中虚可知也。若以此等为表证，则害莫大矣。其有浮
大弦硬之极，甚至四倍以上者，《内经》谓之关格，
此非有神之谓，乃真阴虚极而阳亢无根，大凶之兆
也。凡脉见何部，当随其部而察其证，诸脉皆然。

沉脉 轻手不见，重取乃得。沉脉为阴，凡细
小、隐伏、反关之属，皆其类也，为阳郁之候。为
寒，为水，为气，为郁，为停饮，为癥瘕，为胀实，
为厥逆，为洞泄。沉细为少气，为寒饮，为胃中冷，
为腰脚痛，为疝瘕；沉迟为痼冷，为精寒；沉滑为宿
食，为伏痰；沉伏为霍乱，为胸腹痛；沉数为内热；

沉弦、沉紧为心腹、小肠疼痛。沉虽属里，然必察其有力无力，以辨虚实。沉而实者，多滞多气，故曰下手脉沉，便知是气，气停积滞者，宜消宜攻，沉而虚者，因阳不达，因气不舒。阳虚气陷者，宜温宜补。其有寒邪外感，阳为阴蔽，脉见沉紧而数，及有头疼身热等证者，正属邪表，不得以沉为里也。

迟脉 不及四至者皆是也。迟为阴脉，凡代缓结涩之属，皆其相类，乃阴盛阳亏之候。为寒，为虚。浮而迟者内气虚，沉而迟者表气虚。迟在上，则气不化精，迟在下，则精不化气。气寒则不行，血寒则凝滞。若迟兼滑大者，多风痰顽痹之候，迟兼细小者，必真阳亏弱而然。或阴寒留蓄于中，则为泄为痛；或元气不荣于表，则寒栗拘挛。大都脉来迟慢者，总由元气不充，不可妄施攻击。

数脉 五至六至以上，凡急疾紧促之属，皆其类也。为寒热，为虚劳，为外邪，为痈疡。滑数、洪数者多热，涩数、细数者多寒。暴数者多外邪，久数者必虚损。

数脉有阴有阳。今后世相传，皆以数为热脉，及详考《内经》，则但曰：诸急者多寒，缓者多热，滑者阳气盛，微有热。曰：粗大者，阴不足阳有余为热中也。曰：缓而滑者曰热中。舍此之外，则并无以数言热者。而迟冷数热之说，乃始自《难经》，云：数则为热，迟则为寒。今举世所宗，皆此说也。不知数热之说，大有谬误，何以见之？盖自余历验以来，凡见内热伏火等证，脉反不数，而惟洪滑有力，如经文所言者是也。至如数脉之辨，大约有七，此义失真，以至相传遗害者，弗胜记矣。兹列其要者如下，诸所未尽，可以类推。

外邪有数脉。凡寒邪外感，脉必暴见紧数。然初感便数者，原未传经，热自何来？所以只宜温散。即或传经日久，但其数而滑实，方可言热；若数而无力者，到底仍是阴证，只宜温中。此外感之数，不可尽以为热也。若概用寒凉，无不杀人。

虚损有数脉。凡患阳虚而数者，脉必数而无力，或兼细小，而证见虚寒，此则温之且不暇，尚堪作热治乎？又有阴虚之数者，脉必数而弦滑，虽有烦热诸证，亦宜慎用寒凉，若但清火，必至脾泄而败。且凡患虚损者，脉无不数，数脉之病，惟损最多，愈虚则愈数，愈数则愈危，岂数皆热病乎？若以虚数作热数，则万无不败者矣。

疟疾有数脉。凡疟作之时，脉必紧数，疟止之时，脉必和缓，岂作即有火，而止则无火乎？且火在人身，无则无矣，有则无止时也。能作能止者，惟寒邪之进退耳，真火真热则不然也。此疟疾之数，故不可尽以为热。

痢疾有数脉。凡痢疾之作，率由寒湿内伤，脾肾俱损，所以脉数但兼弦涩细弱者，总皆虚数，非热数也，悉宜温补命门，百不失一。其有形证多火，年力强壮者，方可以热数论治。然必见洪滑实数之脉，方是其证。

痈疡有数脉。凡脉数身无热而反恶寒，饮食如常者，或身有热而得汗不解者，即痈疽之候也。然疮疡之发，有阴有阳，可攻可补，亦不得尽以脉数者为热证。

痘疹有数脉，以邪毒未达也，达则不数矣。此当以虚实大小分阴阳，亦不得以数为热脉。

癥癖有数脉。凡胁腹之下有块如盘者，以积滞不行，脉必见数。若积久成疳，阳明壅滞，而致口臭、牙疳、发热等证者，乃宜清胃清火。如无火证，而脉见细数者，亦不得认以为热。

胎孕有数脉。以冲任气阻，所以脉数，本非火也。此当以强弱分寒热，不可因其脉数，而执以黄芩为圣药。

按：以上数脉诸证，凡邪盛者多数脉，虚甚者尤多数脉，则其是热非热，从可知矣。

洪脉 大而实也，举按皆有余。洪脉为阳，凡浮芤实大之属，皆其类也，为血气燔灼，大热之候。浮洪为表热，沉洪为里热。为胀满，为烦渴，为狂躁，为斑疹，为头疼面热，为咽干喉痛，为口疮痈肿，为大小便不通，为动血，此阳实阴虚，气实血虚之候。若洪大至极，甚至四倍以上者，是即阴阳离绝，关格之脉也，不可治。

微脉 纤细无神，柔弱之极，是为阴脉。凡细小虚濡之属，皆其类也，乃血气俱虚之候。为畏寒，为恐惧，为怯弱，为少气，为中寒，为胀满，为呕哕，为泄泻，为虚汗，为食不化，为腰腹疼痛，为伤精失血，为眩晕厥逆。此虽气血俱虚，而尤为元阳亏损，最是阴寒之候。

滑脉 往来流利，如盘走珠。凡洪大芤实之属，皆其类也，乃气实血壅之候。为痰逆，为食滞，为呕吐，为满闷。滑大、滑数为内热，上为心肺、头目、咽候之热，下为小肠、膀胱、二便之热。妇人脉滑数而经断者为有孕。若平人脉滑而和缓，此自营卫充实之佳兆；若过于滑大，则为邪热之病。又凡病虚损者，多有弦滑之脉，此阴虚然也；泻痢者，亦多弦滑之脉，此脾肾受伤也，不得通以火论。

涩脉 往来艰涩，动不流利，如雨沾沙，如刀刮竹，言其象也。涩为阴脉，凡虚细微迟之属，皆其类也，为血气俱虚之候。为少气，为忧烦，为痹痛，为拘挛，为麻木，为无汗，为脾寒少食，为胃寒多呕，为二便违和，为四肢厥冷。男子为伤精，女子为失血，为不孕，为经脉不调。凡脉见涩滞者，多由七情不遂，营卫耗伤，血无以充，气无以畅。其在上，则有上焦之不舒，在下则有下焦之不运，在表则有筋骨之疲劳，在里则有精神之短少，凡此总属阳虚。诸家言气多血少，岂以脉之不利，犹有气多者乎？

弦脉　按之不移，硬如弓弦。凡滑大坚搏之属，皆其类也。为阳中伏阴，为血气不和，为气逆，为邪胜，为肝强，为脾弱，为寒热，为痰饮，为宿食，为积聚，为胀满，为虚劳，为疼痛，为拘急，为疟痢，为疝痹，为胸胁痛。疮疽论曰：弦洪相搏，外紧内热，欲发疮疽也。弦从木化，气通乎肝，可以阴，亦可以阳。但其弦大兼滑者，便是阳邪；弦紧兼细者，便是阴邪。凡脏腑间胃气所及，则五脏俱安，肝邪所侵，则五脏俱病。何也？盖木之滋生在水，培养在土。若木气过强，则水因食耗，土为克伤；水耗则肾亏，土伤则胃损。肾为精血之本，胃为水谷之本，根本受伤，生气败矣，所以木不宜强也。矧人无胃气曰死，故脉见和缓者吉，指下弦强者凶。盖肝邪与胃气不和，缓与弦强相左，弦甚者土必败，诸病见此，总非佳兆。

芤脉　浮大中空，按如葱管。芤为阳脉，凡浮豁弦洪之属，皆相类也，为孤阳脱阴之候。为失血脱血，为气无所归，为阳无所附，为阴虚发热，为头晕目眩，为惊悸怔忡，为喘急盗汗。芤虽阳脉，而阳实无根，总属大虚之候。

紧脉　急疾有力，坚搏抗指，有转索之状，凡弦数之属，皆相类也。紧脉阴多阳少，乃阴邪激搏之候，主为痛为寒。紧数在表，为伤寒发热，为浑身筋骨疼痛，为头痛项强，为咳嗽鼻塞，为瘴为疟。沉紧在里，为心胁疼痛，为胸腹胀满，为中寒逆冷，为吐逆出食，为风痫反张，为痃癖，为泻痢，为阴疝。在妇人为气逆经滞，在小儿为惊风抽搐。

缓脉　和缓不紧也。缓脉有阴有阳，其义有三：凡从容和缓，浮沉得中者，此自平人之正脉；若缓而滑大者多实热，如《内经》所言者是也；缓而迟细者多虚寒，即诸家所言者是也。然实热者，必缓大有力，多为烦热，为口臭，为腹满，为痈疡，为二便不利，或伤寒温疟初愈，而余热未清者，多有此脉。若虚寒者，必缓而迟细，为阳虚，为畏寒，为气怯，为疼痛，为眩晕，为痹弱，为痿厥，为怔忡健忘，为食饮不化，为鹜溏飧泄，为精寒肾冷，为小便频数，女人为经迟血少，为失血下血。凡诸疮毒外证，及中风产后，但得脉缓者皆易愈。

结脉　脉来忽止，止而复起，总谓之结。旧以数来一止为促，促者为热，为阳极；缓来一止为结，结者为寒，为阴极。通谓其为气为血，为食为痰，为积聚，为癥瘕，为七情郁结。浮结为寒邪在经，沉结为积聚在内，此固结促之旧说矣。然以余之验，则促类数也，未必热；结类缓也，未必寒，但见中止者，总是结脉。多由血气渐衰，精力不继，所以断而复续，续而复断，常见久病者多有之，虚劳者多有之，或误用攻击消伐者亦有之。但缓而结者为阳虚，数而结者为阴虚。缓者犹可，数者更剧。此可以结之微甚，察元气之消长，最显最切者也。至如留滞郁结等病，本亦此脉之证应，然必其形强气实，而举按有力，此多因郁滞者也。又有无病而一生脉结者，此其素禀之异常，无足怪也。舍此之外，凡病有不退，而渐见脉结者，此必气血衰残，首尾不继之候，速宜培本，不得妄认为留滞。

伏脉　如有如无，附骨乃见。此阴阳潜伏，阻隔闭塞之候。或火闭而伏，或寒闭而伏，或气闭而伏。为痛极，为霍乱，为疝瘕，为闭结，为气逆，为食滞，为忿怒，为厥逆、水气。

凡伏脉之见，虽与沉微细脱者相类，而实有不同也。盖脉之伏者，以其本有如无，而一时隐蔽不见耳。此有胸腹痛剧而伏者，有气逆于经，脉道不通而伏者，有偶因气脱不相接续而伏者，然此必暴病暴逆者乃有之，调其气而脉自复矣。若此数种之外，其有积困延绵，脉本细微而渐至隐伏者，此自残烬将绝之兆，安得尚有所伏？常见庸人诊此，无论久暂虚实，动称伏脉，而破气导痰等剂，犹然任意，此恐其就道稽迟，而复行催牒耳。闻见略具，谅不至此。

虚脉　正气虚也，无力也，无神也。有阴有阳。浮而无力为血虚，沉而无力为气虚，数而无力为阴虚，迟而无力为阳虚。虽曰微濡迟涩之属皆为虚类，然而无论诸脉，但见指下无神者，总是虚脉。《内经》曰：按之不鼓，诸阳皆然。即此谓也。故凡洪大无神者，即阴虚也；细小无神者，即阳虚也。阴虚则金水亏残，龙雷易炽，而五液神魂之病生焉；或盗汗遗精，或上下失血，或惊忡不宁，或咳喘劳热；阳虚则火土受伤，真气日损，而君相化源之病生焉；或头目昏眩，或膈塞胀满，或呕恶亡阳，或泻痢疼痛。救阴者，壮水之主；救阳者，益火之源。渐长则生，渐消则死。虚而不补，元气将何以复？此实死生之关也。

医不识此，尚何望其他焉？

实脉　邪气实也，举按皆强，鼓动有力。实脉有阴有阳，凡弦洪紧滑之属，皆相类也，为三焦壅滞之候。表邪实者，浮大有力，以风寒暑湿外感于经，为伤寒瘴疟，为发热头痛、鼻塞头肿，为筋骨肢体酸疼、痈毒等证；里邪实者，沉实有力，因饮食七情内伤于脏，为胀满，为闭结，为癥瘕，为瘀血，为痰饮，为腹痛，为喘呕咳逆等证。火邪实者，洪滑有力，为诸实热等证；寒邪实者，沉弦有力，为诸痛滞等证。凡其在气在血，脉有兼见者，当以类求。然实脉有真假，真实者易知，假实者易误。故必问其所因，而兼察形证，必得其神，方是高手。

常　变　四

持脉之道，须明常变。凡众人之脉，有素大素小，素阴素阳者，此其赋自先天，各成一局也。邪变之脉，有倏缓倏疾，乍进乍退者，此其病之骤至，脉随气见也。故凡诊脉者，必须先识脏脉，而后可以察病脉；先识常脉，而后可以察变脉。于常脉中可察人之器局寿夭，于变脉中可察人之疾病吉凶。诊家大要，当先识此。

四　诊 五

凡诊病之法，固莫妙于脉，然有病脉相符者，有脉病相左者，此中大有玄理。故凡值疑似难明处，必须用四诊之法，详问其病由，兼辨其声色，但于本末先后中，正之以理，斯得其真。若不察此，而但谓一诊可凭，信手乱治，亦岂知脉证最多真假，见有不确，安能无误？且常诊者，知之犹易；初诊者，决之甚难，此四诊之所以不可忽也。故《难经》以切居四诊之末，其意深矣。陶节庵亦曰：问病以知其外，察脉以知其内，全在活法二字，乃临证切脉之要诀也。此义惟汪石山言之最详，并附于后卷。

独　论 六

脉义之见于诸家者，六经有序也，藏象有位也，三部九候有则也。昭然若此，非不既详且备矣。及临证用之，则犹如望洋，莫测其孰为要津，孰为彼岸。

余于初年，亦尝为此所迷者盖屡屡矣。今而熟察其故，乃知临歧忘羊，患在不得其独耳。兹姑以部位言之，则无不曰心肝肾居左之三部，肺脾命居右之三部，而按部以索脏，按脏以索病，咸谓病无遁情矣。故索部位者，审之寸，则似乎病在心肺也；审之关，则似乎病在肝脾也；审之尺，又似乎病在两肾也。既无无脉之部，又无无病之脉，而病果安在哉？孰是孰非，此难言也。再察其病情，则有如头痛者一证耳，病本在上，两寸其应也。若以经脏言之，则少阳、阳明之痛，不应在两关乎？太阳之痛，不应在左尺乎？上下无分，此难言也。又如淋遗一证耳，病本在下，尺中所主也。若气有不摄，病在右寸矣；神有不固，病在左寸矣。源流无辨，此难言也。诸如此类，百病皆然。使必欲以部位言，则上下相关，有不可泥也；使必欲以经脏言，则承制相移，有不可执也。言难尽意，绘难尽神，无弗然矣。是可见诸家之所胪列者，亦不过描摹影响，言此失彼，而十不得一，第觉其愈多愈繁，愈繁愈失，而迷津愈甚矣。故善为脉者，贵在察神，不在察形。察形者，形千形万，不得其要；察神者，惟一惟精，独见其真也。

独之为义，有部位之独也，有脏气之独也，有脉体之独也。部位之独者，谓诸部无恙，惟此稍乖，乖处藏奸，此其独也。脏气之独者，不得以部位为拘也，如诸见洪者，皆是心脉，诸见弦者，皆是肝脉，肺之浮，脾之缓，肾之石。五脏之中，各有五脉，五脉互见，独乖者病。乖而强者，即本脏之有余；乖而弱者，即本脏之不足，此脏气之独也。脉体之独者，如经所云：独小者病，独大者病，独疾者病，独迟者病，独热者病，独寒者病，独陷下者病。此脉体之独也。总此三者，独义见矣。夫既谓之独，何以有三？而不知三者之独，亦总归于独小、独大、独疾、独迟之类，但得其一，而即见病之本矣。故经曰：得一之精，以知死生。又曰：知其要者，一言而终，不知其要，则流散无穷。正此之谓也。

虽然，然独不易言也，亦不难言也，独之为德，为群疑之主也，为万象之源也。其体至圆，其用至活也。欲得之者，犹纵目于泰山之顶，则显者显，隐者隐，固若易中有难也；犹认针于沧海之中，则左之左，右之右，还觉难中有易也。然不有无歧之目，无贰之心，诚不足以因彼之独，而成我之独也。故曰：独不难知也，而惟恐知独者之难其人也；独自有真也，而又恐伪辩者假借以文其僻也。真独者，兼善成于独善；伪独者，毒己由于独人。独之与毒，音虽若同，而利害则天渊矣，故并及之，以识防于此。

上下来去至止 又六

上下来去至止，此六字者，深得诊家之要，乃滑伯仁所创言者。第滑氏之说，未尽其蕴，此中犹有精义，余并续而悉之。盖此六字之中，具有三候之法。如初诊之先，即当详审上下。上下之义，有升降焉，有阴阳焉，有藏象焉，有补泻焉。上下昭然，则证治条分，而经济自见，此初候之不可不明也。及诊治之后，即当详察来去。来去之义，或指下之和气未来，形证之乖气未去，此进退可别矣。或何者为邪气渐去，何者为生气渐来，此消长有征矣。来去若明，则吉凶可辨，而权衡在我，此中候之不可不察也。再统初中之全局，犹当详见至止。至止之义，即凡一举一动，当料其势所必至；一闻一见，当思其何所底止，知始知终，庶乎近神矣，此末候之不可不察也。凡此六字之义，其真诊家之纲领乎，故余续之如此，并附滑氏原论于后。滑氏曰：察脉须识上下来去至止六字，不明此六字，则阴阳虚实不别也。上者为阳，来者为阳，至者为阳，下者为阴，去者为阴，止者为阴也。上者，自尺部上于寸口，阳生于阴也；下者，自

寸口下于尺部，阴生于阳也；来者，自骨肉之分而出
于皮肤之际，气之升也；去者，自皮肤之际而还于骨
肉之分，气之降也。应曰至，息曰止也。

胃气解 七

　　凡诊脉须知胃气，如经曰：人以水谷为本，故人
绝水谷则死，脉无胃气亦死。又曰：脉弱以滑，是有
胃气。又曰：邪气来也紧而疾，谷气来也徐而和。又
曰：五味入口，藏于胃，以养五脏气，是以五脏六腑
之气味，皆出于胃，而变见于气口。是可见谷气即胃
气，胃气即元气也。夫元气之来，力和而缓；邪气之
至，力强而峻。高阳生曰：阿阿软若春杨柳，此是脾
家脉四季。即胃气之谓也。故凡诊脉者，无论浮沉迟
数，虽值诸病叠见，而但于邪脉中，得兼软滑徐和之
象者，便是五脏中俱有胃气，病必无害也。何也？盖
胃气者，正气也，病气者，邪气也，夫邪正不两立，
一胜则一负。凡邪气胜则正气败，正气至则邪气退
矣。若欲察病之进退吉凶者，但当以胃气为主。

　　察之之法，如今日尚和缓，明日更弦急，知邪气
之愈进，邪愈进则病愈甚矣；今日甚弦急，明日稍和

缓，知胃气之渐至，胃气至则病渐轻矣。即如顷刻之间，初急后缓者，胃气之来也；初缓后急者，胃气之去也。此察邪正进退之法也。至于死生之兆，亦惟以胃气为主。夫胃气中和，旺于四季，故春脉微弦而和缓，夏脉微钩而和缓，秋脉微毛而和缓，冬脉微石而和缓，此胃气之常，即平人之脉也。若脉无胃气，即名真脏。脉见真脏，何以当死？盖人有元气，出自先天，即天气也，为精神之父；人有胃气，出乎后天，即地气也，为血气之母。其在后天，必本先天为主持；在先天，必赖后天为滋养。无所本者死，无所养者亦死。何从验之？如但弦、但钩、但毛、但石之类，皆真脏也，此以孤脏之气独见，而胃气不能相及，故当死也。且脾胃属土，脉本和缓，土惟畏木，脉则弦强。凡脉见弦急者，此为土败木贼，大非佳兆。若弦急之微者，尚可救疗；弦急之甚者，胃气其穷矣。

真　辨 八

据脉法所言，凡浮为在表，沉为在里，数为多热，迟为多寒，弦强为实，微细为虚，是固然矣。然疑似中犹有真辨，此其关系非小，不可不察也。如浮虽属表，而凡阴虚血少，中气亏损者，必浮而无力，是浮不可以概言表；沉虽属里，而凡表邪初感之深者，寒束皮毛，脉不能达，其必沉紧，是沉不可以概言里。数为热，而真热者未必数，凡虚损之证，阴阳俱困，气血张惶，虚甚者数必甚，是数不可以概言热；迟虽为寒，凡伤寒初退，余热未清，脉多迟滑，是迟不可以概言寒。弦强类实，而真阴胃气大亏，及阴阳关格等证，脉必豁大而弦健，是强不可以概言实；微细类虚，而凡痛极气闭，营卫壅滞不通者，脉必伏匿，是伏不可以概言虚。由此推之，则不止是也，凡诸脉中皆有疑似，皆有真辨，诊能及此，其必得鸢鱼之学者乎！不易言也！不易言也！

从舍辨 九 共三条

凡治病之法，有当舍证从脉者，有当舍脉从证者，何也？盖证有真假，脉亦有真假，凡见脉证有不相合者，则必有一真一假隐乎其中矣。故有以阳证见阴脉者，有以阴证见阳脉者，有以虚证见实脉者，有以实证见虚脉者，此阴彼阳，此虚彼实，将何从乎？

病而遇此，最难下手，最易差错，不有真见，必致杀人。矧今人只知见在，不识隐微，凡遇证之实而脉之虚者，必直攻其证，而忘其脉之真虚也；或遇脉之弦大而证之虚者，亦必直攻其脉，而忘其证之无实也。此其故，正以似虚似实，疑本难明；当舍当从，孰知其要？医有迷途，莫此为甚，余尝熟察之矣。大都证实脉虚者，必其证为假实也；脉实证虚者，必其脉为假实也。何以见之？如外虽烦热，而脉见微弱者，必火虚也；腹虽胀满，而脉见微弱者，必胃虚也，虚火虚胀，其堪攻乎？此宜从脉之虚，不从证之实也。其有本无烦热，而脉见洪数者，非火邪也；本无胀滞，而脉见弦强者，非内实也，无热无胀，其堪泻乎？此宜从证之虚，不从脉之实也。凡此之类，但言假实，不言假虚，果何意也？盖实有假实，虚无假虚。假实者，病多变幻，此其所以有假也；假虚者，亏损既露，此其所以无假也。大凡脉证不合者，中必有奸，必先察其虚以求根本，庶乎无误，此诚不易之要法也。

真实假虚之候，非曰必无，如寒邪内伤，或食停气滞，而心腹急痛，以致脉道沉伏，或促或结一证，此以邪闭经络而然，脉虽若虚，而必有痛胀等证可据者，是诚假虚之脉，本非虚也。又若四肢厥逆，或恶风怯寒，而脉见滑数一证，此由热极生寒，外虽若虚，而内有烦热便结等证可据者，是诚假虚之病，本非虚也。大抵假虚之证，只此二条，若有是实脉，而无是实证，即假实脉也；有是实证，而无是实脉，即假实证也。知假知真，即知所从舍矣。近见有治伤寒者，每以阴脉作伏脉，不知伏脉之体，虽细虽微，亦必隐隐有力，亦必明明有证，岂容任意胡猜，以草菅人命哉！仁者必不然也。

又有从脉从证之法，乃以病有轻重为言也。如病本轻浅，别无危候者，但因见在以治其标，自无不可，此从证也。若病关脏气，稍见疑难，则必须详辨虚实，凭脉下药，方为切当。所以轻者从证，十惟一二；重者从脉，十当八九，此脉之关系非浅也。虽曰脉有真假，而实由人见之不真耳，脉亦何从假哉！

逆　顺 十五条

凡内出不足之证，忌见阳脉，如浮洪紧数之类是也；外入有余之病，忌见阴脉，如沉细微弱之类是也。如此之脉，最不易治。

凡有余之病，脉宜有力有神，如微涩细弱而不应手者，逆之兆也；凡不足之病，脉宜和缓柔软，若洪大实滑浮数者逆也。

凡暴病脉来浮洪数实者为顺，久病脉来微缓软弱者为顺；若新病而沉微细弱，久病而浮洪数实者，皆为逆也。凡脉症贵乎相合，设若症有余而脉不足，脉有余而症不足，轻者亦必延绵，重者即危亡之兆。

43

经曰：脉小以涩，谓之久病；脉浮而滑，谓之新病。故有余之病，忌见阴脉；不足之病，忌见阳脉。久病忌见数脉，新暴之病而见形脱脉脱者死。

凡元气虚败之证，脉有微极欲绝者，若用回阳救本等药，脉气徐徐渐出渐复者，乃为佳兆；若陡然暴出，忽如复元者，此假复也，必于周日之后，复脱如故，是必不治之证；若全无渐复生意者，自不必治；若各部皆脱，而惟胃脉独存者，犹可冀其万一。

脉要歌 十一 从《权兴》改正

脉有三部，部有三候，逐部先寻，次宜总究。左寸心经火位，脉宜流利洪强；左关肝胆，弦而且长；尺部膀胱，沉静弥良。右寸肺金之主，轻浮充畅为宗；脾胃居于关部，和缓胃气常充；右尺三焦连命，

44

沉滑而实则隆。四时相代，脉状靡同。秋微毛而冬石，春则弦而夏洪。滑而微浮者肺恙，弦中兼细者脾殃，心病则血衰脉小，肝证则脉弦且长。大而兼紧，肾疾奚康？寸口多弦，头面何曾舒泰？关前若紧，胸中定是癥殃。急则风上攻而头痛，缓则皮顽痹而不昌；微是厥逆之阴，数为亏损之阳；滑则痰涎而胸膈气壅，涩缘血少而背膊疼伤；沉是背心之气，洪乃胸胁之妨。若夫关中，缓则饮食必少，滑实胃火煎熬，小弱胃寒逆冷，细微食少膨胀；卫之虚者涩候，气之滞者沉当；左关微涩兮血少，右关弦急兮过劳；洪实者血结之瘀，迟紧者脾冷之殃。至如尺内，洪大则阴虚可凭，或微或涩，便浊遗精；弦者腹痛，伏者食停；滑兮小腹急胀，妇则病在月经；涩兮呕逆反胃，弦强阴疝血崩；紧兮小腹作痛，沉微必主腰疼。紧促形于寸，此气满于心胸；紧弦见于关，斯痛攻乎腹胁。两寸滑数兮，呕逆上奔；两关滑数兮，蛔虫内啮。心胸留饮，寸口沉潜，脐腹成癥，关中促结。左关弦紧兮，缘筋脉之拘挛；右关沉滑兮，因食积之作孽。

脉有浮沉迟数，诊有提纲大端。浮而无力为虚，有力为邪所搏；浮大伤风兮浮紧伤寒，浮数虚热兮浮缓风涎；沉缓滑大兮多热，沉迟紧细兮多寒；沉健须知积滞，沉弦气病淹淹；沉迟有力，疼痛使然。迟弦数弦兮，疟寒疟热之辨；迟滑洪滑兮，胃冷胃温之愆。数而有痛，恐发疮疡；若兼洪滑，热甚宜凉。阴数阴虚必发热，阳数阳强多汗黄。

脉有七情之伤，而为九气之列。怒伤于肝者，其脉促而气上冲；惊伤于胆者，其气乱而脉动掣。过于喜者伤于心，故脉散而气缓；过于思者伤于脾，故脉短而气结。忧伤于肺兮，脉必涩而气沉；恐伤于肾兮，脉当沉而气怯。若脉促而人气消，因悲伤而心系掣。伤于寒者脉迟，其为人也气收；伤于热者脉数，其为人也气泄。

脉体须明，脉证须彻。浮为虚而表显，沉乃实而里决。滑是多痰，芤因失血。濡散总因虚而冷汗，弦紧其为寒而痛切。洪则躁烦，迟为冷别。缓则风而顽木，实则胀而秘结。涩兮血少而寒，长兮痫而又热。短小元阳必病，坚强患乎满急。伏因痛痹伏藏，细弱真元内伤。结促惟虚断续，代云变易不常。紧急或缘泻痢，紧弦癥痞相妨。数则心烦，大则病进。上盛则气高，下盛则气胀。大是血虚之候，细为气少之恙。浮洪则外证推测，沉弦为内疾斟量。阳芤兮吐衄立至，阴芤兮下血须防。盛滑则外疼可别，实紧则内痛多伤。弱小涩弦为久病，滑浮数疾是新殃。沉而弦紧，痎癖内痛；脉来缓滑，胃热宜凉。长而滑大者酒病，浮而缓豁者湿伤。坚而疾者为癫，迟而伏者必厥。洪大而疾则发狂，紧滑而细为呕哕。脉洪而疾兮，因热结以成痈；脉微而涩兮，必崩中而脱血。阴阳皆涩数，知溲屎之艰难；尺寸俱虚微，晓精血之耗竭。

脉见危机者死，只因指下无神。不问何候，有力为神。按之则隐，可见无根。盖元气之来，力和而缓；邪气之至，力强而峻。弹石硬来即去，解索散乱无绪，屋漏半日而落，雀啄三五而住，鱼翔似有如无，虾游进退难遇。更有鬼贼，虽如平类，土败于木，真弦可畏，是亦危机，因无胃气。诸逢此者，见几当避。

宜忌歌 十二

伤寒病热兮，洪大易治而沉细难医；伤风咳嗽兮，浮濡可攻而沉牢当避。肿胀宜浮大，癫狂忌虚细。下血下痢兮，浮洪可恶；消渴消中兮，实大者利。霍乱喜浮大而畏微迟，头疼爱浮滑而嫌短涩。肠澼脏毒兮，不怕沉微；风痹足痿兮，偏嫌数急。身体中风，缓滑则生；腹心作痛，沉细则良。喘急浮洪者危，咳血沉弱者康。脉细软而不弦洪，知不死于中恶；脉微小而不数急，料无忧于金疮。吐血鼻衄兮，吾不喜其实大；跌仆损伤兮，吾则畏其坚强。痢疾身热而脉洪，其灾可恶；湿病体烦而脉细，此患难当。水泻脉大者可怪，亡血脉实者不祥。病在中兮脉虚为害，病在外兮脉涩为殃。腹中积久而脉虚者死，身表热甚而脉静者亡。

死脉歌 十三 出《权兴》

雀啄连来三五啄，屋漏半日一点落；鱼翔似有又如无，虾游静中忽一跃；弹石硬来寻即散，搭指散乱为解索；寄语医家仔细看，六脉一见休下药。

《难经》脉义

独取尺寸 一

一难曰：十二经皆有动脉，独取寸口以决五脏六腑死生吉凶之法，何谓也？然。寸口者，脉之大会，手太阴之脉动也。二难曰：脉有尺寸，何谓也？从关至尺是尺内，阴之所治也；从关至鱼际是寸口内，阳之所治也。故分寸为尺，分尺为寸。

脉有轻重 二

五难曰：脉有轻重，何谓也？然。初持脉如三菽之重，与皮毛相得者，肺部也；如六菽之重，与血脉相得者，心部也；如九菽之重，与肌肉相得者，脾部也；如十二菽之重，与筋平者，肝部也；按之至骨，举指来疾者，肾部也；故曰轻重也。

阴阳呼吸 三

四难曰：脉有阴阳之法，何谓也？然。呼出心与肺，吸入肾与肝，呼吸之间，脾受谷味也，其脉在中，浮者阳也，沉者阴也，故曰阴阳也。心肺俱浮，何以别之？然：浮而大散者心也，浮而短涩者肺也。肾肝俱沉，何以别之？然。牢而长者肝也，按之濡、举指来实者肾也。脾者中州，故其脉在中，是阴阳之法也。

阴阳虚实 四

六难曰：脉有阴盛阳虚，阳盛阴虚，何谓也？然。浮之损小，沉之实大，故曰阴盛阳虚；沉之损小，浮之实大，故曰阳盛阴虚，是阴阳虚实之意也。

脉分脏腑 五

九难曰：何以别知脏腑之病耶？然。数者腑也，迟者脏也；数则为热，迟则为寒；诸阳为热，诸阴为寒，故以别知脏腑之病也。

根本枝叶 六

十四难曰：上部有脉，下部无脉，其人当吐，不吐者死；上部无脉，下部有脉，虽困无能为害。所以然者，人之有尺，譬如树之有根，枝叶虽枯槁，根本将自生。脉有根本，人有元气，故知不死。

仲景脉义

辨脉法 七

问曰：脉有阴阳，何谓也？答曰：凡脉浮大数动滑，此名阳也；沉涩弱弦微，此名阴也。阴病见阳脉者生，阳病见阴脉者死。

寸口脉微，名曰阳不足，阴气上入阳中，则洒淅恶寒也；尺脉弱，名曰阴不足，阳气下陷入阴中，则发热也。阳脉浮、阴脉弱者，则血虚，血虚则筋急也。

其脉沉者，荣气之微也；其脉浮而汗出如流珠者，卫气之衰也。寸口脉浮为在表，沉为在里，数为在腑，迟为在脏。若脉浮大者，气实血虚也。

寸口脉浮而紧，浮则为风，紧则为寒；风则伤卫，寒则伤荣，荣卫俱病，骨节烦疼，当发其汗也。

夏月盛热，欲着复衣；冬月盛寒，欲裸其身。所以然者，阳微则恶寒，阴弱则发热。

寸口脉浮大，而医反下之，此为大逆。浮则无血，大则为寒，寒气相搏，则为肠鸣。医乃不知，而反饮冷水，冷汗大出，水得寒气，冷必相搏，其人即饲。

诸脉浮数，当发热而反洒淅恶寒，若有痛处，饮食如常者，当发其痈。脉数不时，则生恶疮也。

平脉法 八

师曰：脉有三部，道之根源，荣卫流行，不失衡铨。肾沉心洪，肺浮肝弦，此自经常，不失铢分。出入升降，刻漏周旋；水下二刻，一周循环；当复寸口，虚实见焉。变化相乘，阴阳相干，风则浮虚，寒则牢坚；沉潜水滀，支饮急弦；动则为痛，数则热烦；设有不应，知变所缘。三部不同，病各异端；太过可怪，不及亦然；邪不空见，中必有奸；审察表里，三焦别焉；知其所舍，消息诊看；料度脏腑，独见若神。为子条记，传与贤人。

师曰：呼吸者，脉之头也。初持脉，来疾去迟，此出疾入迟，名曰内虚外实也；初持脉，来迟去疾，此出迟入疾，名曰内实外虚也。

师持脉，病人欠者，无病也；脉之呻者，病也。言迟者，风也；摇头言者，里痛也；行迟者，表强也；坐而伏者，短气也；坐而下一脚者，腰痛也；里实护腹，如怀卵物者，心痛也。

问曰：人病恐怖者，其脉何状？曰：脉形如循丝累累然，其面白脱色也。人愧者，其脉何类？曰：脉浮而面色乍白乍赤也。

问曰：脉有残贼，何谓也？曰：脉有弦紧浮滑沉涩，此六者名为残贼，能为诸脉作病也。

问曰：脉有灾怪，何谓也？曰：假令人病，得太阳，与形证相应，因为作汤，比还服汤如食顷，病人乃大吐，若下痢，腹中痛。师曰：我前来不见此证，今乃变异，是名灾怪。又问曰：何缘作此吐痢？答曰：或有旧时服药，今乃发作，故名灾怪耳。

肥人责浮，瘦人责沉。肥人当沉今反浮，瘦人当浮今反沉，故责之。

寸脉下不至关为阳绝，尺脉上不至关为阴绝，此皆不治，决死也。若计其余命死生之期，期以月节克之也。

脉病人不病，号曰行尸，以无生气，卒眩仆不识人者，短命则死；人病脉不病，名曰内虚，以无谷神，虽困无苦。

问曰：紧脉从何而来？曰：假令亡汗若吐，以肺里寒，故令脉紧也；假令咳者，坐饮冷水，故令脉紧也；假令下利，以胃中虚冷，故令脉紧也。

寸口脉缓而迟，缓则阳气长，其色鲜，其颜光，其声商，毛发长；迟则阴气盛，骨髓生，血满，肌肉紧薄鲜硬。阴阳相抱，营卫俱行，刚柔相搏，名曰强也。

寸口脉浮而大，浮为虚，大为实；在尺为关，在寸为格；关则不得小便，格则吐逆。

寸口脉弱而迟，弱者卫气微，迟者营中寒。营为血，血寒则发热；卫为气，气微者心内饥，饥而虚满，不能食也。

寸口脉弱而缓，弱者阳气不足，缓者胃气有余，噫而吞酸，食卒不下，气填于膈上也。

寸口脉微而涩，微者卫气不行，涩者营气不足。营卫不能相将，三焦无所仰，身体痹不仁，营气不足，则烦疼、口难言；卫气虚，则恶寒数欠；三焦不归其部，上焦不归者噫而酢吞，中焦不归者不能消谷引食，下焦不归者，则遗溲。酢，古醋字。

寸口脉微而涩，微者卫气衰，涩者营气不足。卫气衰，面色黄，荣气不足，面色青。营为根，卫为叶，营卫俱微，则根叶枯槁，而寒栗、咳逆、吐腥、吐涎沫也。

寸口脉微，尺脉紧，其人虚损多汗，知阴常在，绝不见阳也。

寸口诸微亡阳，诸濡亡血，诸弱发热，诸紧为寒。诸乘寒者则为厥，郁冒不仁，以胃无谷气，脾涩不通，口急不能言，战而栗也。

问曰：何以知乘腑？何以知乘脏？曰：诸阳浮数为乘腑，诸阴迟涩为乘脏。

《金匮》脉法 九

问曰：寸口脉沉大而滑，沉则为实，滑则为气，实气相搏，气血入脏即死，入腑即愈，此谓卒厥，何谓也？师曰：唇口青，身冷，为入脏，即死；身和，汗自出，为入腑，即愈。

问曰：脉脱入脏即死，入腑即愈，何谓也？师曰：非为一病，百病皆然。譬如浸淫疮，从口起流向四肢者可治，从四肢流来入口者不可治；病在外者可治，入里者即死。

五邪中人，各有法度。风中于前，寒中于暮，湿伤于下，雾伤于上；风令脉浮，寒令脉急；雾伤皮腠，湿流关节，食伤脾胃；极寒伤经，极热伤络。

夫男子平人，脉大为劳，极虚亦为劳。男子脉浮弱而涩为无子，精气清冷。脉得诸芤动微紧，男子失精，女子梦交。

男子平人，脉虚弱细微者，喜盗汗也。脉沉小迟名脱气，其人疾行则喘喝，手足逆寒，腹满，甚则溏泄，食不消化也。脉弦而大，弦则为减，大则为芤，减则为寒，芤则为虚，虚寒相搏，此名为革，妇人则半产漏下，男子则亡血失精。

滑氏脉义

持脉 +

凡诊脉，先须识时脉、胃脉与脏腑平脉，然后及于病脉。时脉谓春三月六部中俱带弦，夏三月俱带洪，秋三月俱带浮，冬三月俱带沉；胃脉谓中按得之，脉见和缓。凡人脏腑胃脉既平，又应时脉，乃无病者也，反此为病。

持脉之要有三，曰举，曰按，曰寻。轻手循之曰举，重手取之曰按，不轻不重、委曲求之曰寻。初持脉，轻手候之，脉见皮肤之间者，阳也，腑也，亦心肺之应也；重手得之，脉附于肉下者，阴也，脏也，亦肝肾之应也；不轻不重，中而取之，其脉应于血肉之间者，阴阳相适，中和之应，脾胃之候也；若委曲寻之而若隐若见，则阴阳伏匿之脉也。

表里虚实 +一

明脉须辨表里虚实四字。表，阳也，腑也，凡六淫之邪袭于经络，而未入胃腑及脏者，皆属于表也；

里，阴也，脏也，凡七情之气郁于心腹之内，不能散越，及饮食之伤留于腑脏之间，不能通泄，皆属于里也；虚者，元气之自虚，精神耗散，气力衰竭也；实者，邪气之实，由正气之本虚，邪得乘之，非元气之自实也。故虚者补其正气，实者泻其邪气。经曰：邪气盛则实，精气夺则虚，此大法也。

脉贵有神 十二

东垣曰：不病之脉，不求其神而神无不在也；有病之脉，则当求其神之有无。谓如六数七极，热也，脉中有力，即有神矣，当泄其热；三迟二败，寒也，脉中有力，即有神矣，当去其寒。若数极迟败中不复有力，为无神也，将何所恃耶？苟不知此而泄之去之，神将何以依而为主？故经曰：脉者，血气之先，气血者，人之神也。善夫！

附：诸家脉义

矫世惑脉辨 十三 汪石山

　　夫脉者，本乎营与卫也，而营行于脉之中，卫行于脉之外。苟脏腑和平，营卫调畅，则脉无形状之可议矣。或者六淫外袭，七情内伤，则脏腑不和，营卫乖谬，而二十四脉之名状，层出而叠见矣。是故风寒暑湿燥火，此六淫也，外伤六淫之脉，则浮为风，紧为寒，虚为暑，细为湿，数为燥，洪为火，此皆可以脉而别其外感之邪也；喜怒忧思悲恐惊者，此七情也，内伤七情之脉，喜则伤心而脉缓，怒则伤肝而脉急，恐则伤肾而脉沉，悲则气消而脉短，惊则气乱而脉动，此皆可以脉而辨其内伤之病也。然此特举其常，而以脉病相应者为言也。

　　若论其变，则有脉不应病，病不应脉，变出百端，而难一一尽凭乎脉者矣。试举一二言之，如张仲景云：脉浮大，邪在表，为可汗。若脉浮大，心下硬，有热属脏者，攻之，不令发汗，此又非浮为表邪可汗之脉也。又云：促脉为阳盛，宜用葛根黄芩黄连汤。若脉促厥冷为虚脱，非灸非温不可，此又非促为阳盛之脉也。又曰：迟脉为寒，沉脉为里。若阳明脉迟，不恶寒，身体濈濈汗出，则用大承气，此又非诸迟为寒之脉矣；少阴病始得之，反发热而脉沉，宜麻黄细辛汤汗之，此又非沉为在里之脉矣。凡此皆脉难尽凭之明验也。若只凭脉而不问证，未免以寒为热，以表为里，以阴为阳，颠倒错乱，而夭人寿者多矣。是以古人治病，不专于脉，而必兼于审证，良有以也。

奈何世人不明乎此，往往有病讳而不言，惟以诊脉而试医之能否，脉之而所言偶中，便视为良医而倾心付托。其于病之根源，一无所告，药之宜否，亦无所审，惟束手听命于医，因循遂至于死，尚亦不悟，深可悲矣。彼庸俗之人，素不嗜学，固无足怪，奈近世士大夫家，亦未免狃于此习，是又大可笑也。夫定静安虑，格物致知，乃《大学》首章第一义，而虑者谓虑事精详，格物者谓穷致事物之理，致知者谓推极吾之所知，凡此数事，学者必当究心于此矣。先正又言：为人子者，不可不知医，病卧于床，委之庸医，此之不慈不孝。夫望闻问切，医家大节目也，苟于临病之际，惟以切而知之为能，其余三事，一切置而不讲，岂得谓知医乎？岂得为处事精详乎？岂得为穷致事物之理而推及吾之所知乎？

且医之良，亦不专于善诊一节。凡动静有常，举止不妄，存心忠厚，发言纯笃，察病详审，处方精专，兼此数者，庶可谓之良矣。虽据脉言证，或有少差，然一脉所主非一病，故所言未必尽中也。若以此而遂弃之，所谓以二卵而弃干城之将，乌可与智者道哉！姑以浮脉言之，《脉经》云：浮为风，为虚，为气，为呕，为厥，为痞，为胀，为满不食，为热，为内结等类，所主不下数十余病，假使诊得浮脉，彼将断其为何病耶？苟不兼之以望闻问，而欲的知其为何病，吾谓戛戛乎其难矣。古人以切居望闻问之后，则于望闻问之间，已得其病情矣，不过再诊其脉，看病应与不应也。若脉与病应，则吉而易医；脉与病反，则凶而难治。以脉参病，意盖如此，曷以诊脉知病为贵哉？夫《脉经》一书，拳拳示人以诊法，而开卷入首便言观形察色，彼此参伍以决死生，可见望闻问切，医之不可缺一也。噫！世称善脉莫过叔和，尚有待于彼此参伍，况下于叔和者乎？故专以切脉言病，必不能不致于误也，安得为医之良？

抑不特此，世人又有以《太素脉》而言人贵贱穷通者，此又妄之甚也。余尝考其义矣，夫太者，始也，初也，如太极、太乙之太；素者，质也，本也，如绘事后素之素，此盖言始初本质之脉也。此果何脉耶？则必指元气而言也。东垣曰：元气者，胃气之别名。胃气之脉，蔡西山所谓不长不短，不疏不数，不大不小，应手中和，意思欣欣，难以名状者是也。无病之人，皆得此脉，以此脉而察人之有病无病则可，以此脉而察人之富贵贫贱则不可。何也？胃气之脉，难以形容，莫能名状，将何以为贵贱穷通之诊乎？窃观其书，名虽太素，而其中论述，略无一言及于太素之义；所作歌括，率多俚语，全无理趣。原其初意，不过托此以为徼利之媒，后世不察，遂相传习，莫有能辨其非者。又或为之语曰：太素云者，指贵贱穷通禀于有生之初而言也，然脉可以察而知之，非谓脉名太素也。余曰：固也，然则太素之所诊者，必不出于二十四脉之外矣。夫二十四脉皆主病，言一脉见则主一病，贫贱富贵何从而察之哉？假如浮脉，其诊为风，使太素家诊之，将言其为风耶？抑言其为贵贱穷通耶？二者不可得兼，若言其为风，则其所知亦不过病也；若遗其病而言其为贵贱穷通，则是近而病诸身者尚不能知，安得谓之太素，则远而违诸身者必不能知之也。盖贵贱穷通，身外之事，与身之血气了不相干，安得以脉而知之乎？况脉之变见无常，而天之寒暑不一，故四时各异其脉，必不能久而不变，是以今日诊得是脉，明日诊之而或非，春间诊得是脉，至夏按之而或否。彼太素者，以片时之寻按，而断十生之休咎，殆必无是理。然纵使亿则屡中，亦是捕风捉影，仿佛形容，安有一定之见哉？噫！以脉察病，尚不知病之的而犹待乎望闻问，况能知其他乎？且脉兆于岐黄，演于秦越，而详于叔和，遍考《素》《难》《脉经》，并无一字言及此者，非隐之也，殆必有不可诬者耳。巢氏曰：太素者，善于相法，特假太素以神其术耳。诚哉言也，足以破天下后世之惑矣。又有善伺察者，以言话人，阴得其实，故于诊按之际，肆言而为欺妄，是又下此一等，无足论也。

虽然，人禀天地之气以生，不能无清浊纯驳之殊。禀之清者，血气清而脉来亦清，清则脉形圆净，至数分明，吾诊乎此，但知其主富贵而已，若曰何年登科，何年升授，何年招财，何年得子，吾皆不得而知矣；禀之浊者，血气浊而脉来亦浊，浊则脉形不清，至数混乱，吾诊乎此，但知其主贫贱而已，若曰某时招悔，某时破财，某时损妻，某时克子，吾亦莫得而知矣。又有形浊而脉清者，此谓浊中之清；质清而脉浊者，此谓清中之浊。又有形不甚清，脉不甚浊，但浮沉各得其位，大小不失其等，亦主平稳而无大得丧也。其他言有所未尽，义有所未备，学者可以类推，是则吾之所谓知人者，一本于理而已矣，岂敢妄为之说以欺人哉？噫，余所以著为是论者，盖以世之有言太素脉者，靡不翕然称美，不惟不能以理析，又从而延誉于人，纵使其言有谬，又必阴与之委曲影射，此所谓误己而误人者也，果何益之有哉？又有迎医服药者，不惟不先言其所苦，甚至再三询叩，终于默默，至有隐疾而困医者，医固为其所困，不思身亦为医所困矣。此皆世之通患，人所共有，故余不得不详论之，以致夫叮咛之意，俾聋瞽者或有所开发焉。孟子曰：余岂好辩哉，余不得已也。

太素可采之句 +四　吴昆

太素之说，固为不经，然其间亦有可采者。如曰：脉形圆净，至数分明，谓之清；脉形散涩，至数模糊，谓之浊。质清脉清，富贵而多喜；质浊脉浊，贫贱而多忧。质清脉浊，此为清中之浊，外富贵而内贫贱，失意处多，得意处少也；质浊脉清，此谓浊中之清，外贫贱而内富贵，得意处多，失意处少也。若清不甚清，浊不甚浊，其得失相半，而无大得丧也。富贵而寿，脉清而长；贫贱而夭，脉浊而促。清而促者，富贵而夭；浊而长者，贫贱而寿。此皆太素可采之句也。然亦不能外乎《风鉴》，故业太素者，不必师太素，但师《风鉴》，《风鉴》精而太素之说自神矣。至其甚者，索隐行怪，无所不至，是又巫家之教耳。孔子曰：攻乎异端，斯害也已矣，正士岂为之！

太素大要 十五 彭用光

论贵贱，切脉之清浊；论穷通，切脉之滑涩。论寿夭以浮沉，论时运以衰旺，论吉凶以缓急，亦皆仿佛《灵枢》虚实攻补，法天法地法人之奥旨。凡人两手清微如无脉者，此纯阴脉，主贵；有两手俱洪大者，此纯阳脉，主贵。